COUDRIN– l'enfant noir

Le code de la propriété intellectuelle n'autorisant aux termes des paragraphes 2 et 3 de l'article L.122-5, d'une part, que les copies ou reproductions strictement réservées à l'usage privé du copiste et non destinées à une utilisation collective et, d'autre part, sous réserve du nom de l'auteur et de la source, que les analyses et les courtes citations justifiées par le caractère critique, polémique, pédagogique, scientifique ou d'information, toute représentation ou reproduction intégrale ou partielle, faite sans le consentement de l'auteur ou de ses ayants droit ou ayants cause, est illicite (article L.122-4). Cette représentation ou reproduction, par quelque procédé que ce soit, constituerait donc une contrefaçon sanctionnée par les articles L.335-2 et suivants du Code de la propriété intellectuelle.

BATEAUX FANTÔMES 4

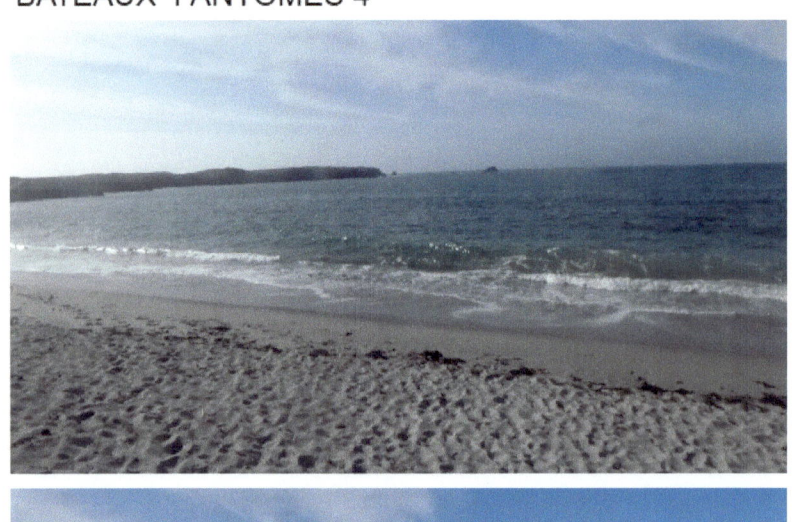

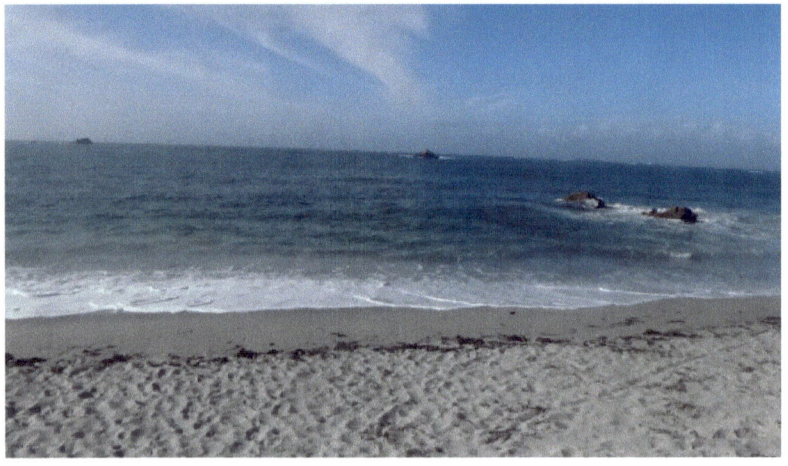

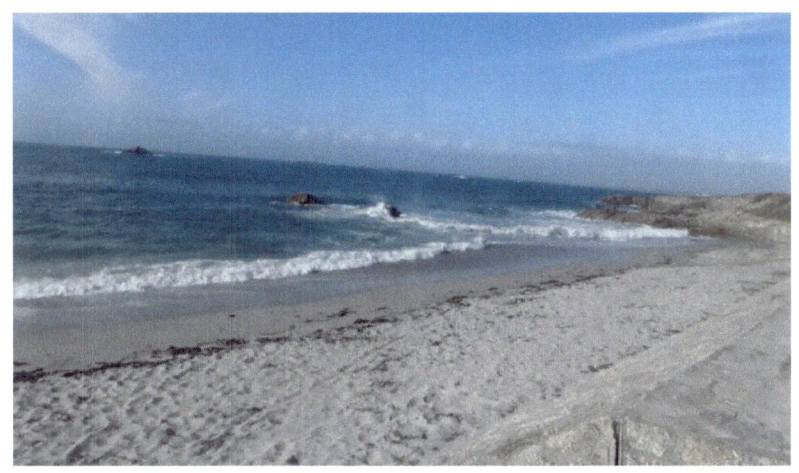

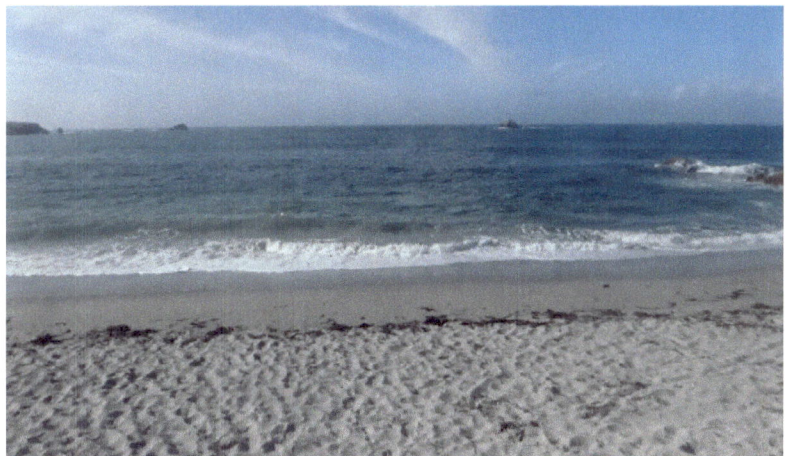

CHAPITRE 1 OUFF

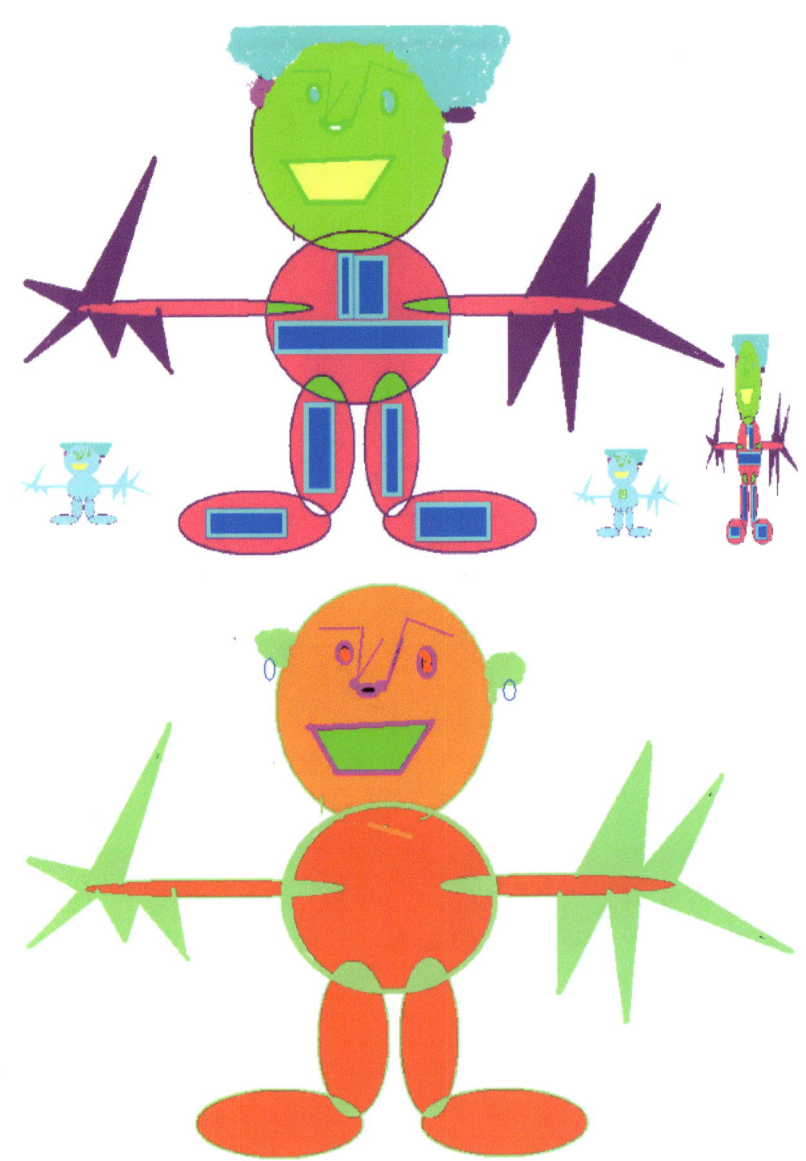

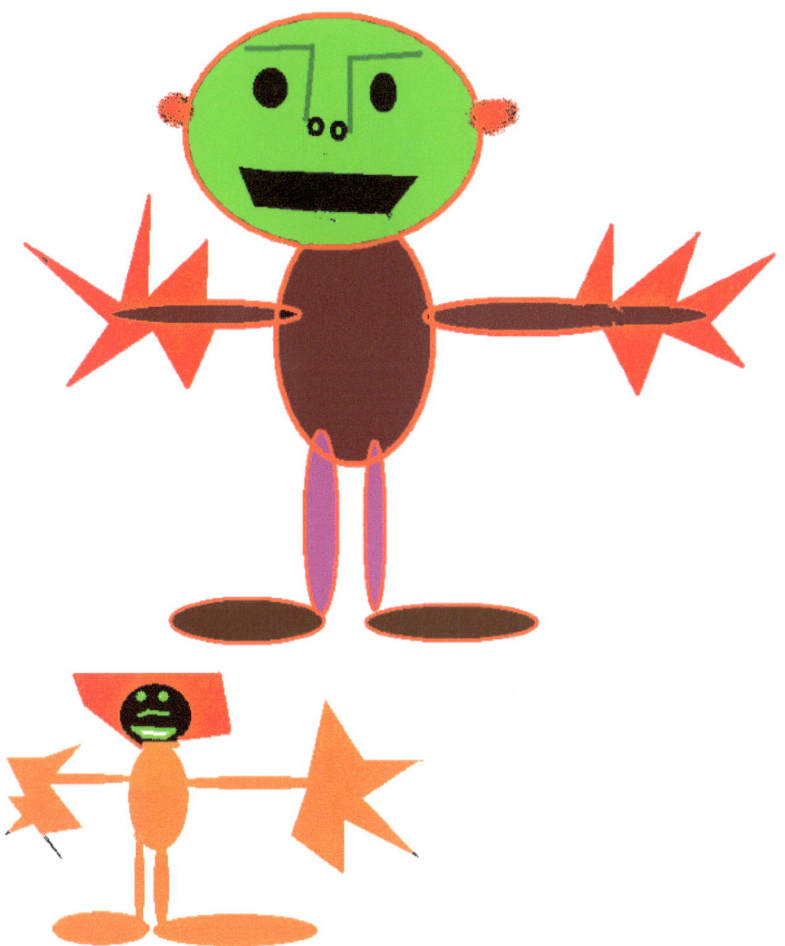

BON on fait quoi aujourd'hui les numéro 3.5 et 9 oui on et avec vous dans votre salle de pause on vous prévient on reste avec vous toute la semaines les jumeaux p'tit diables numéro 2 reste avec LK et MADELEINE PALAUD on ne va pas les avoir dans les pattes

et la bonne nouvelle LK et MADELEINE PALAUD
son prof de classe pour 3 mois et oui
les jumeaux p'tit diables numéro 2 sont
de retour à l'école ça va leurs fait du
bien de retourner à l'école.
MAIS grand-frère on fait quoi cette
après-midi on doit rester dans la zone
on et de permanence toute la
semaines et en plus on travaille
de nuit donc on va en faires des nuits

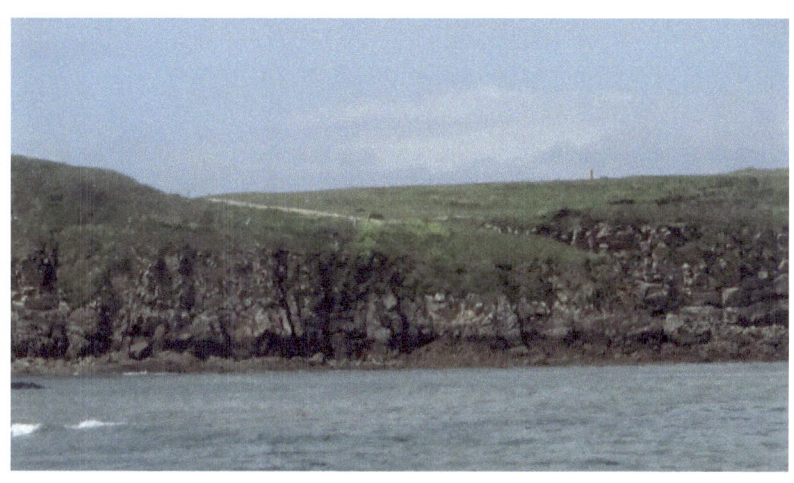
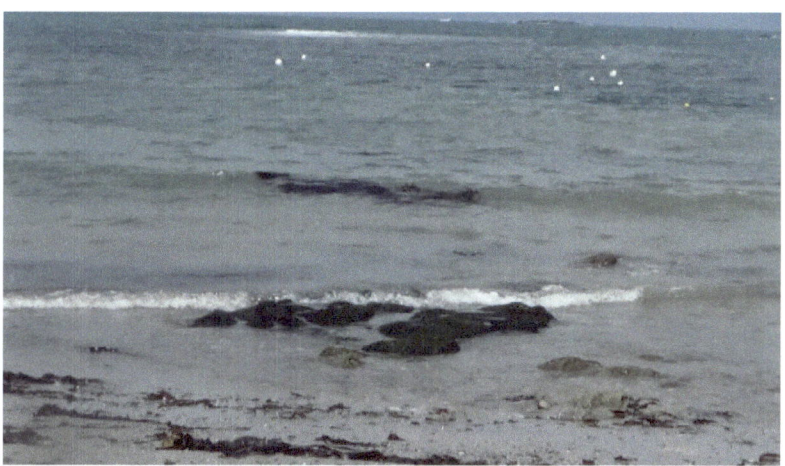

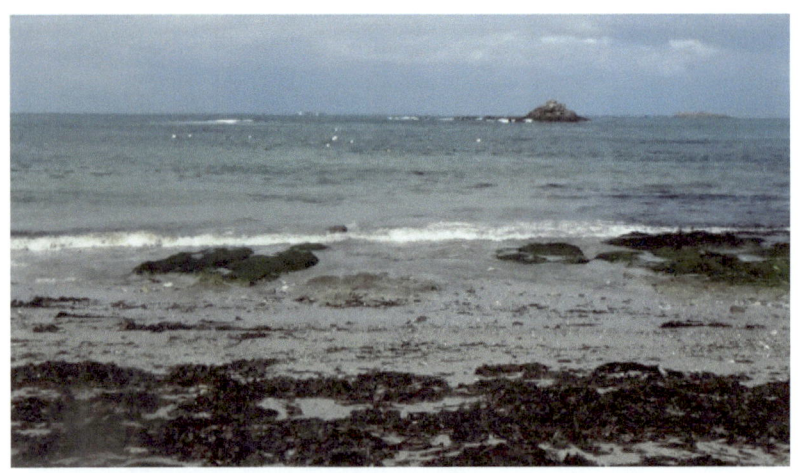

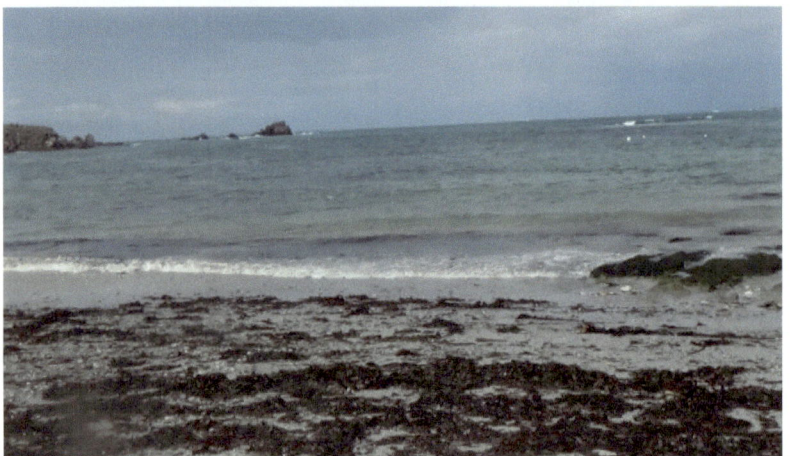

.GRAND ANGE NOIR

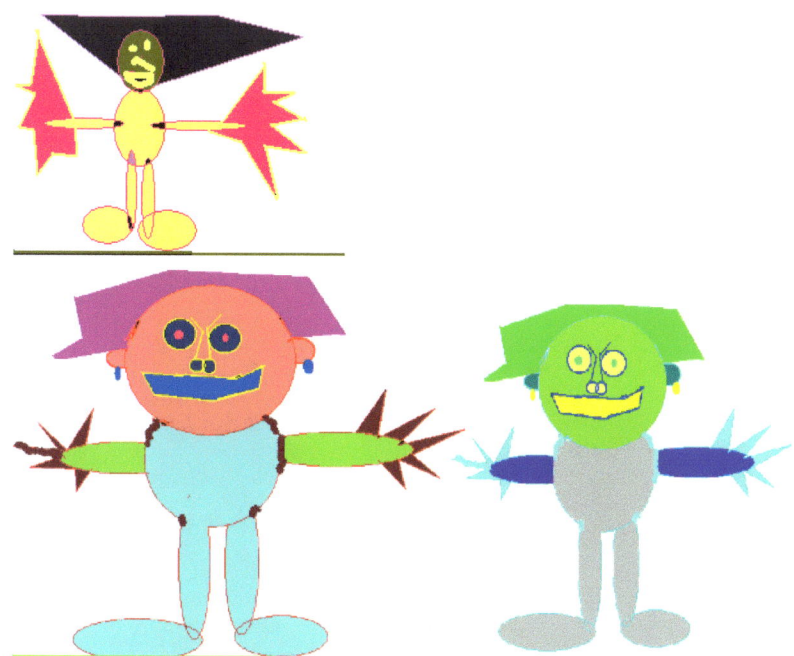

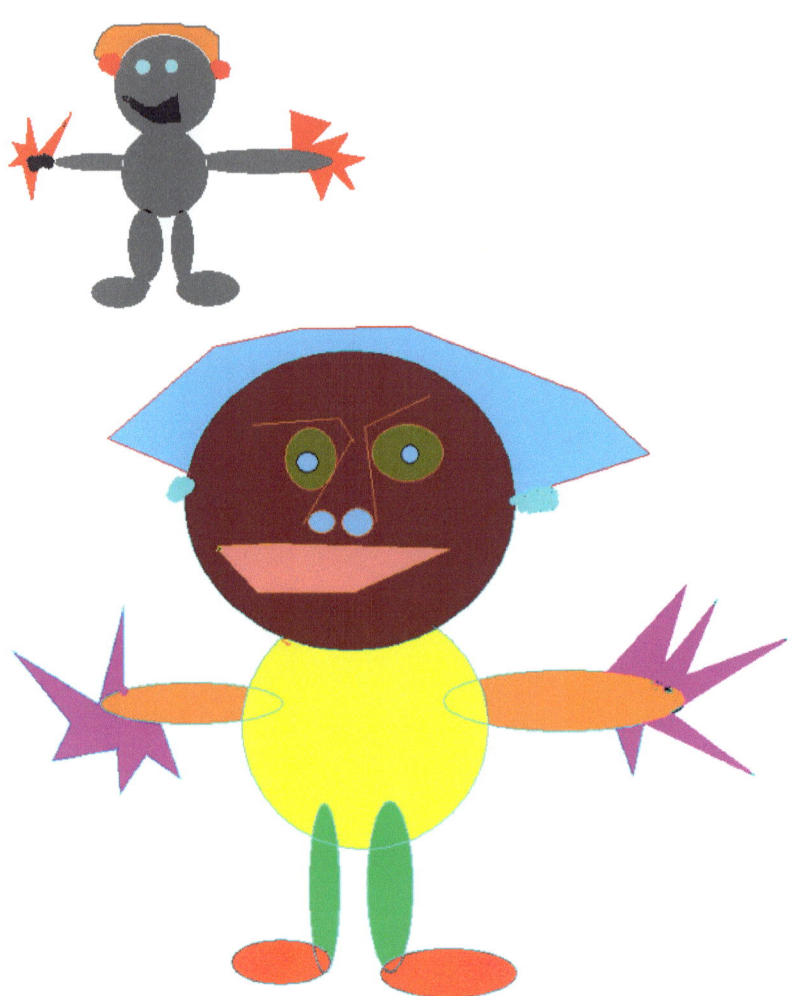

ou et grand ENCRE NOIR o fait on
ne l'a pas vu depuis 1 bon moment.
IL bosse actuellement dans notre
société d'édition il s'occupe des
papiers et des dossiers en retard et

oui depuis qu'on est plus que 4 a
géré la société d'édition loisir on galére
1 peu mais ils faut que vous restiez ici
pas la peine que vous retourner
A quiberon vous risquez de vous ennuyer.
NON grand-frère si on veut retourner vivre
à quiberon avec vous ont peut les
 parents sont d'accord et puis ils nous
on fait 1 débriefing si on veut retourner
à quiberon il ya aucun problème de ce coté la.

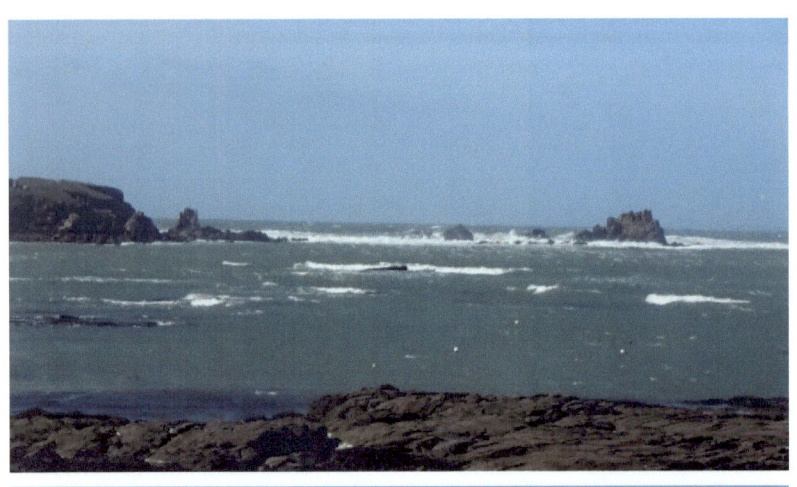
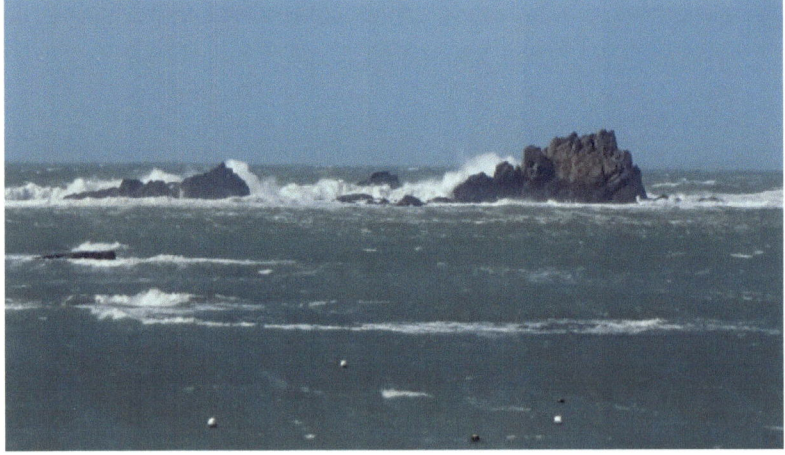

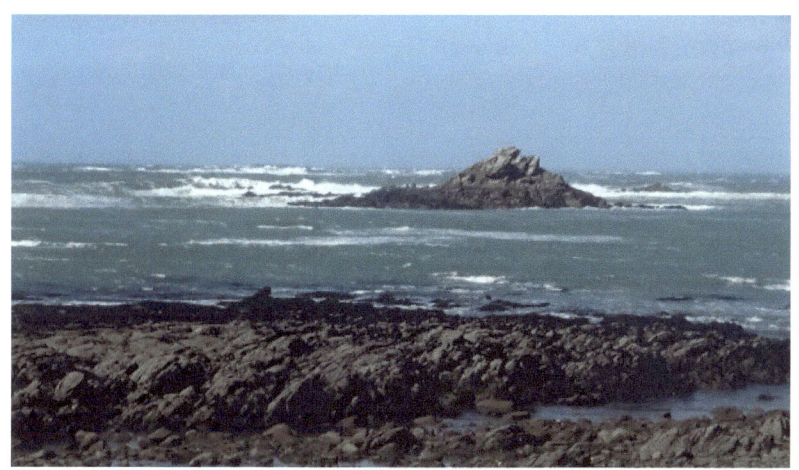

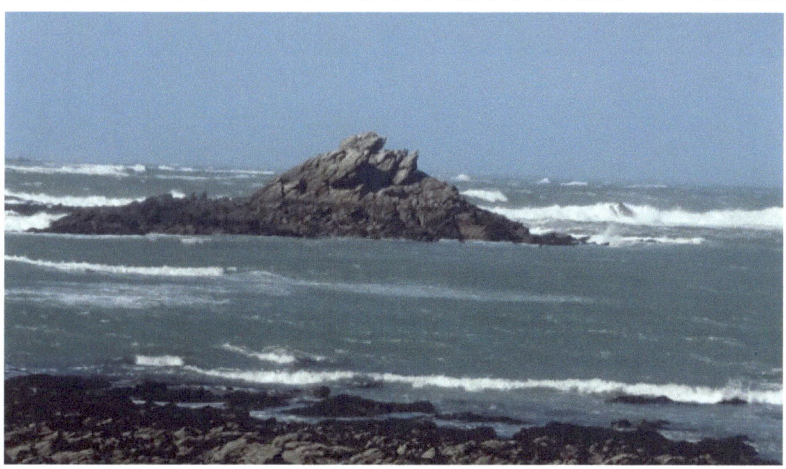

CHAPITRE 2   PLOUFF

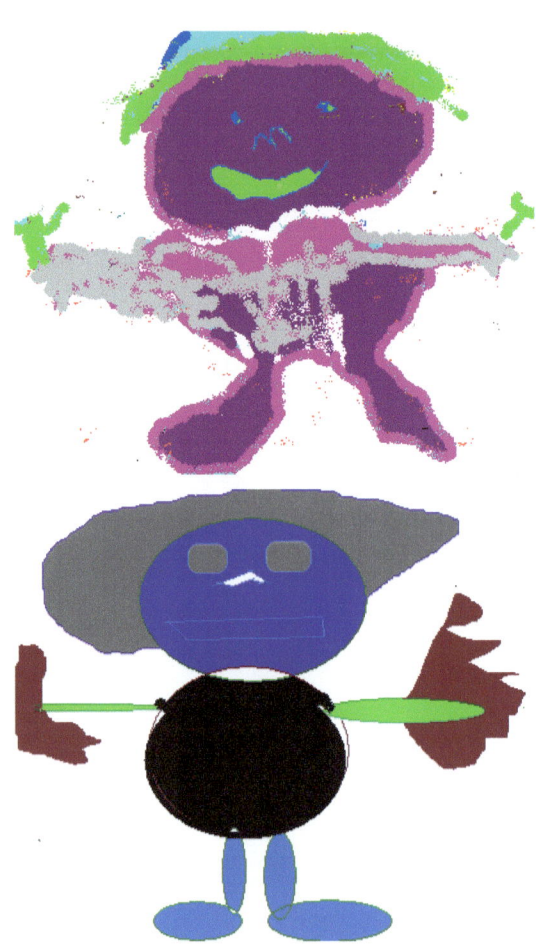

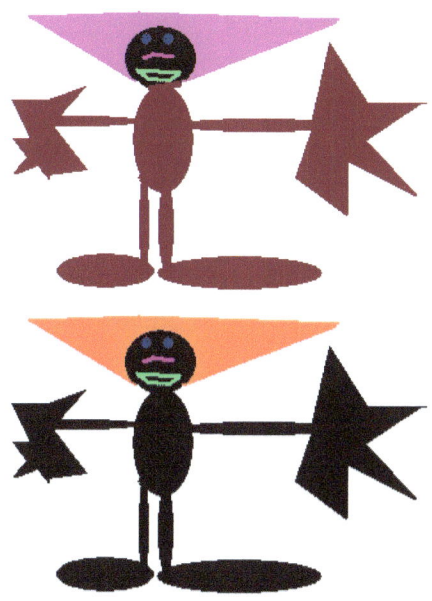

ALLO les gars votre nuit c'est super
bien passée j'ai vu votre rapport par
contre vous avez encore eu des problème
avec les patient des chambres 40 .35
et 55 OUI PÈRE ils sont vraiment insupportable
ceux la limite ils serait capable d'en venir
au main.BON je voulais vous informe
avec grand ANGE NOIR qu'on a décidé
de vous proposer de travailler 6 mois
ici et les 6 autres mois sur quiberon
ça devrait vous permettre de fait beaucoup
plus de chose et sur tout ça vous
permet de ne pas rester trop longtemps
au même endroit qu'en pensez vous.
ÇA nous convient père on souhaite

aussie que l'équipe 555 ai le meme choix
puis qu'ils nous remplace la nuit.
Qu'en pense tu grand ANGE NOIR.
Je crains que je n'ai pas le choix je vous
 prévient les numéro 3.5 et 9 vous rester
 ici l'hiver et je vous autorise à venir 1
éte sur 2 histoire que l'équipe 555
puis elle aussie profité d'un été à quiberon

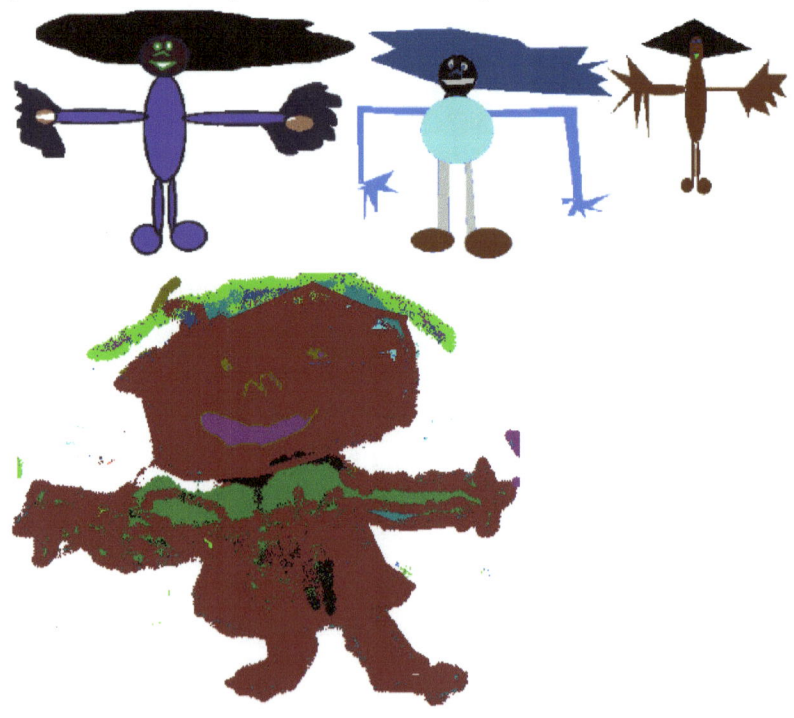

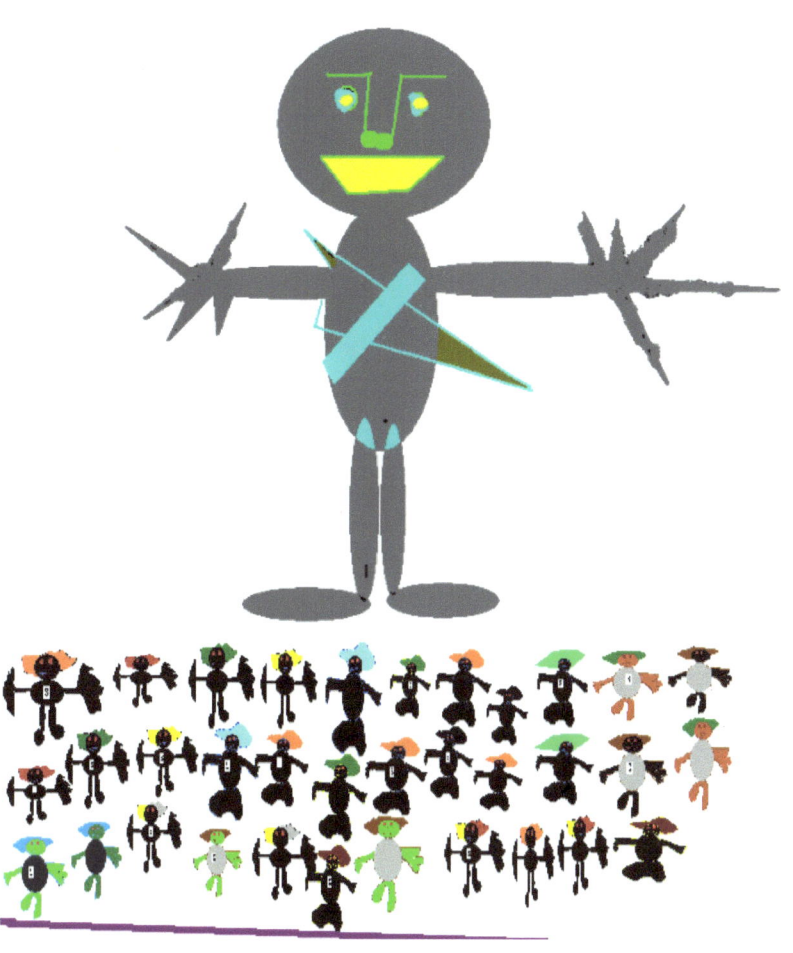

CHAPITRE 3 BIM

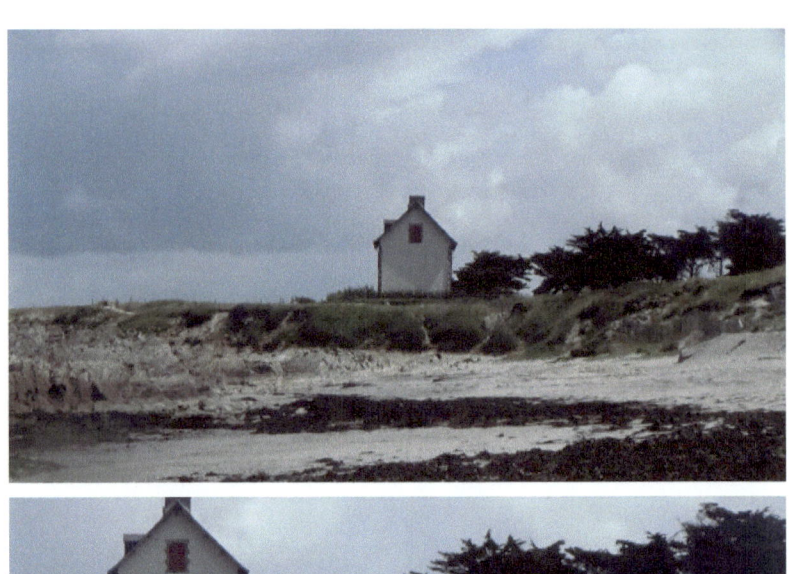
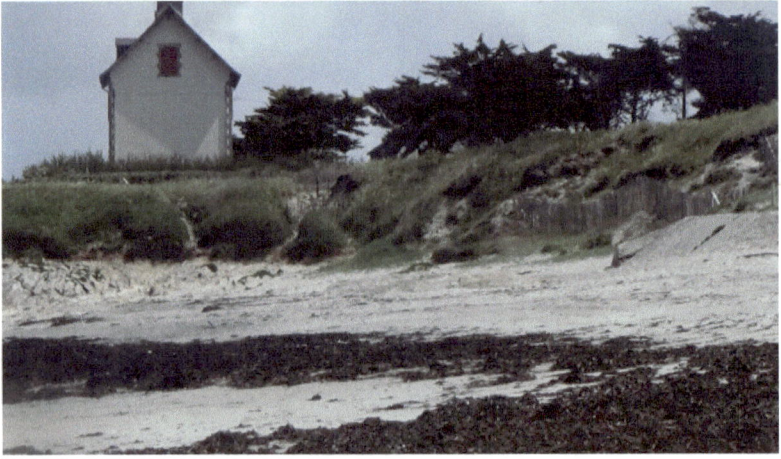

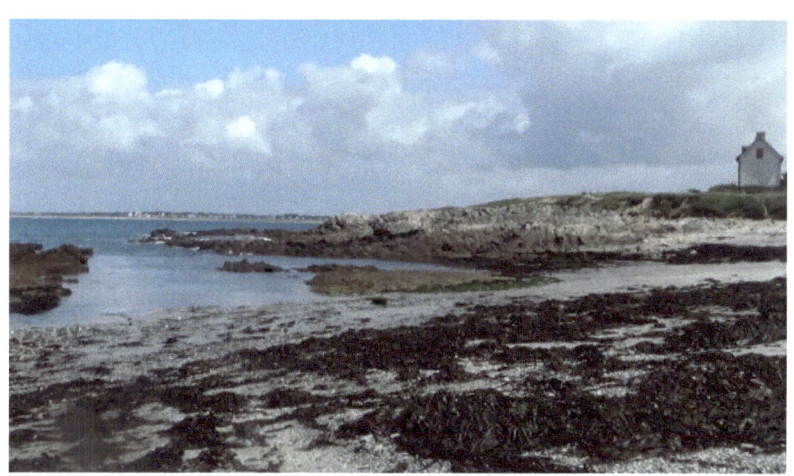

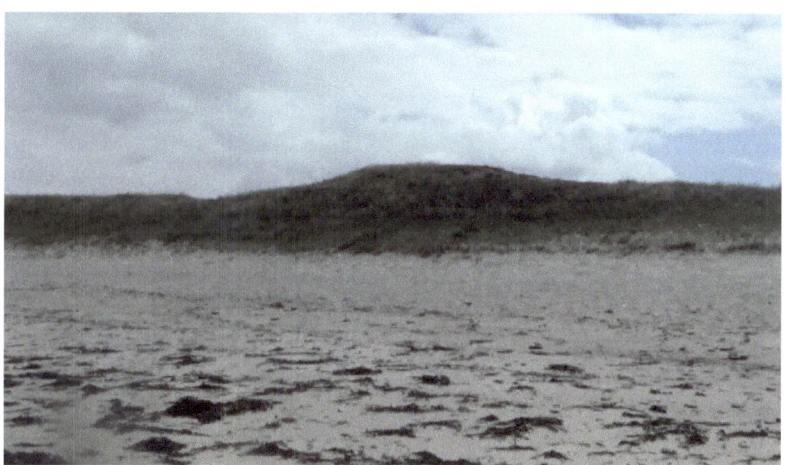

BONJOUR les numéro 3.5 et 9
allée debout ils et leurs de partir
faire votre nuit de garde grand
ANGE NOIR et partir il a repris
son service ils y a 3 heures
aller je vous laisse monté au 3ème
étage oui aujourd'hui vous resté

au troisième étage jusqu'à 6h demain matin a demain les gars pas de folie cette nuit je compte sur vous hein les gars

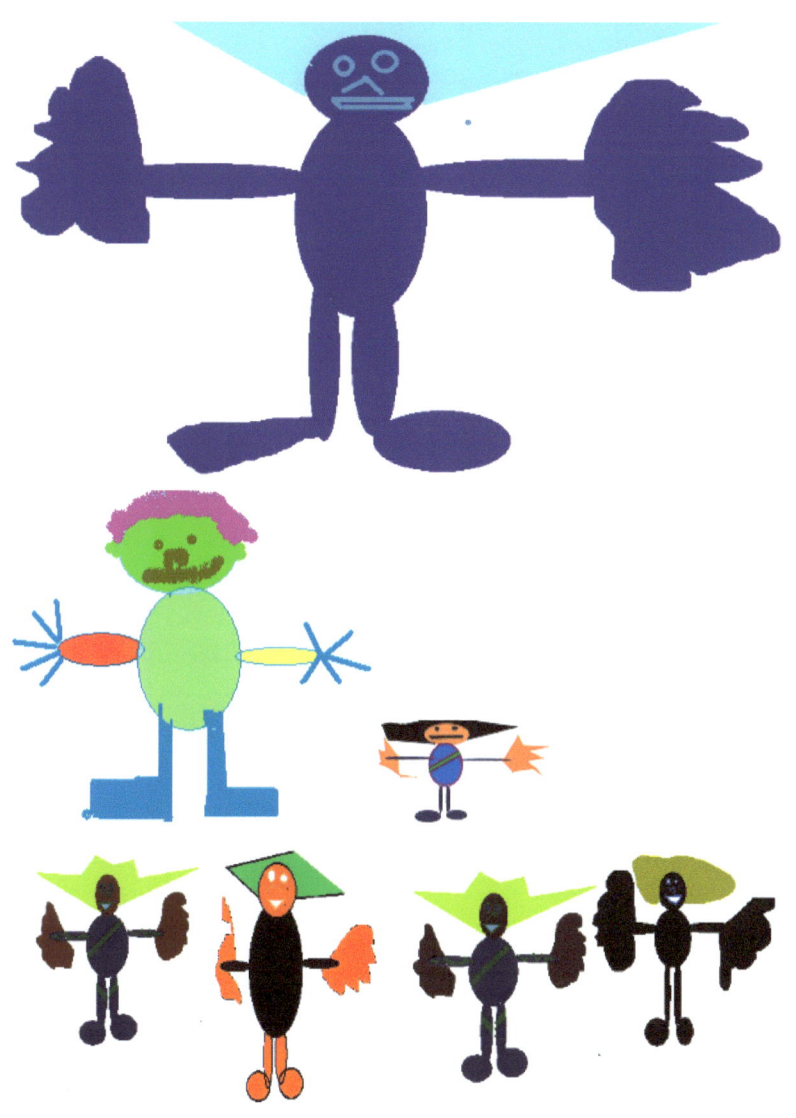

LENDEMAIN

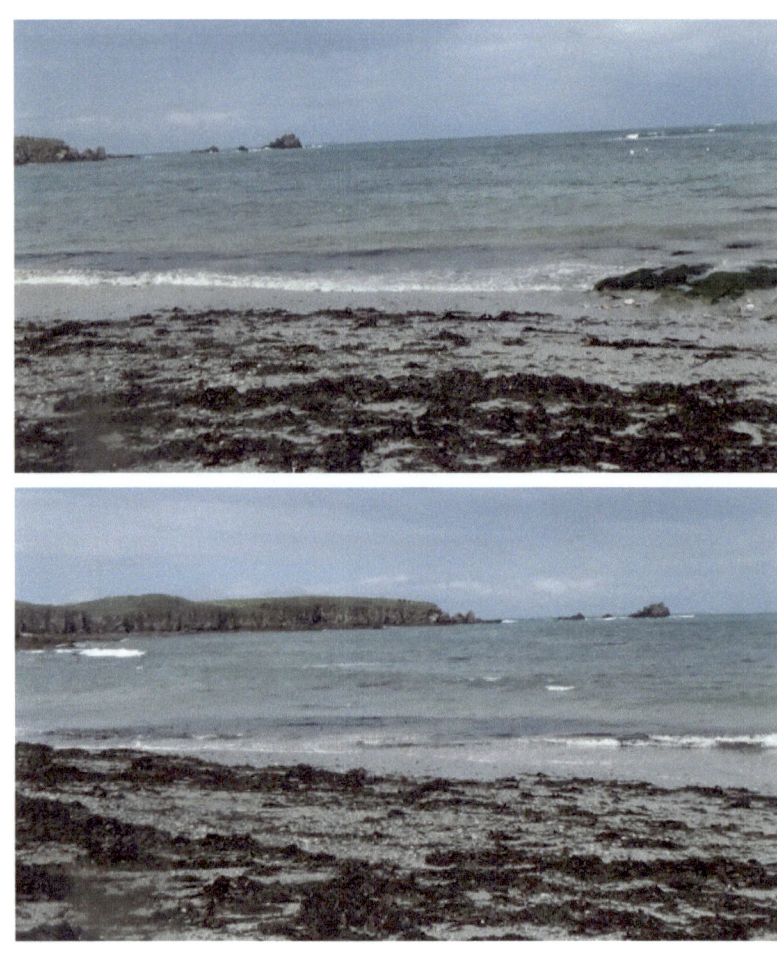

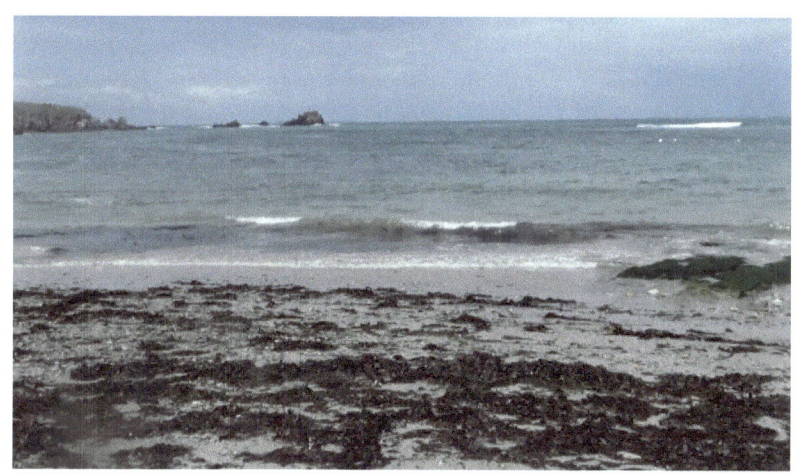

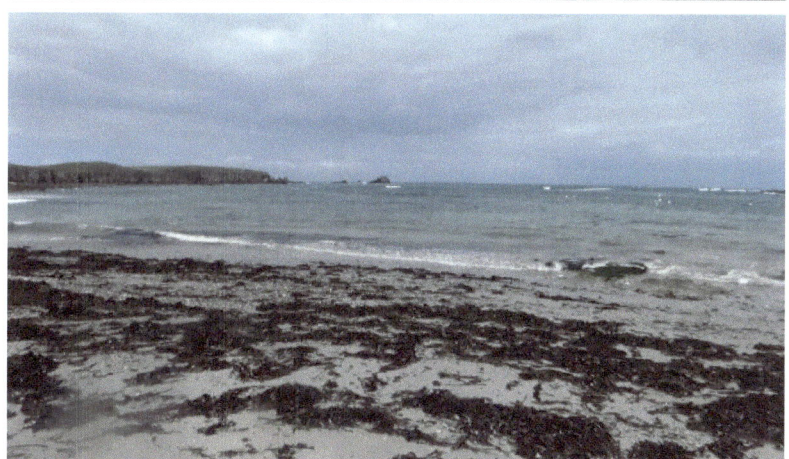

OU LA vous s'étre dans 1 état alor comment sa c'est passée cette nuit.TRÈS mal.AY oui MUDOUME je te confirme on va avoir pas mal de taf a faire aujourd'hui on a tous les partient des salle aseptiques qui on fait

1 sacré boucan toute la nuit je sens qu'on va les renvoyer à paris ça va être vite réglés allée dormir les numéro 3.5 et 9

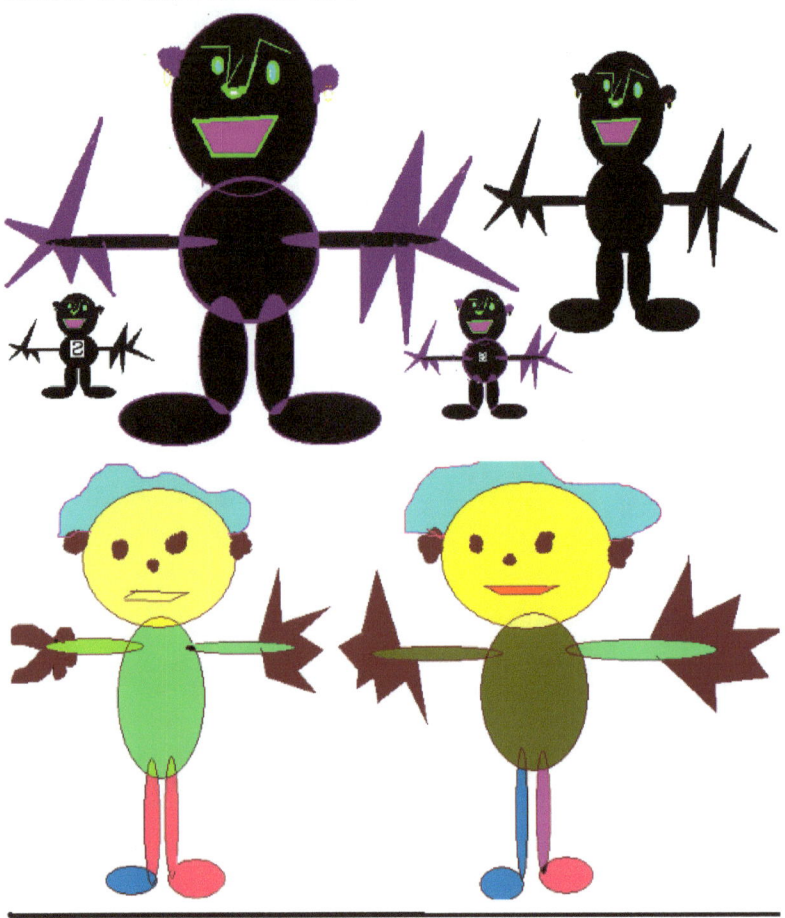

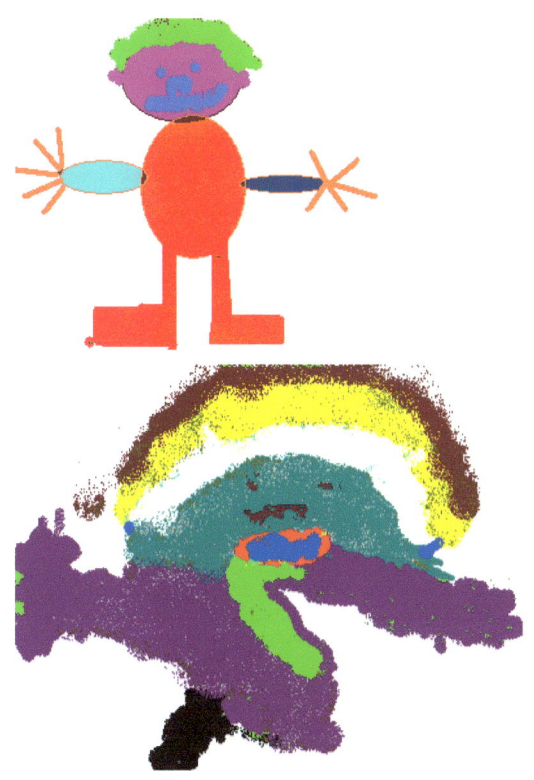

SÉBASTIEN LE RET 2 et MUDOUME LE RET 2

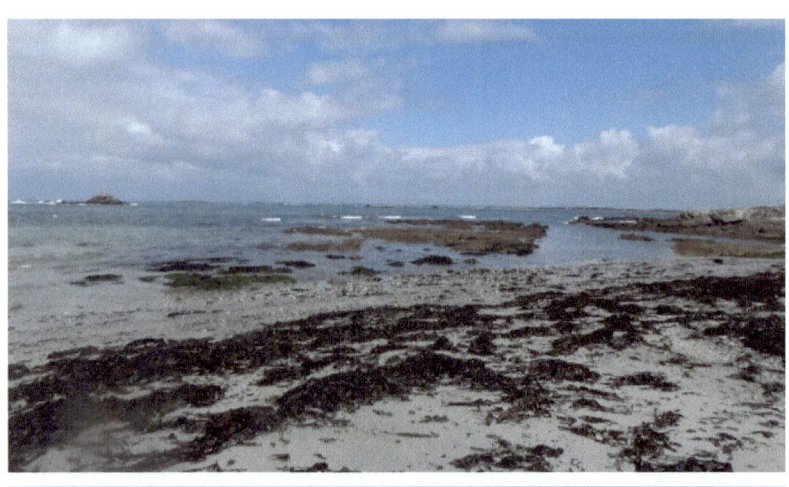

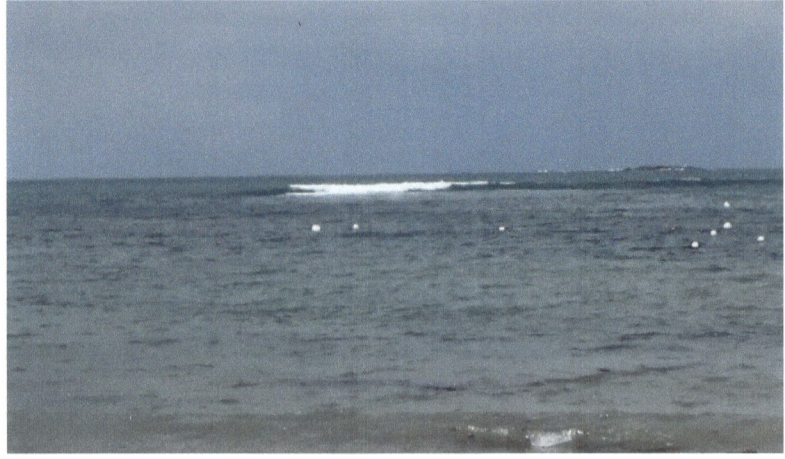

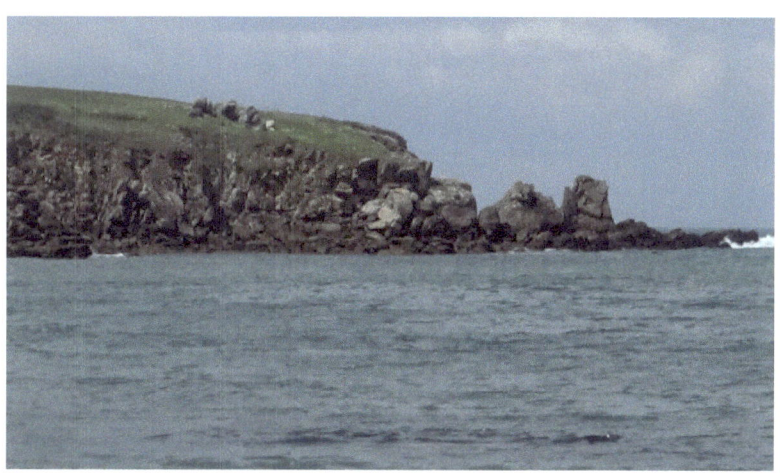

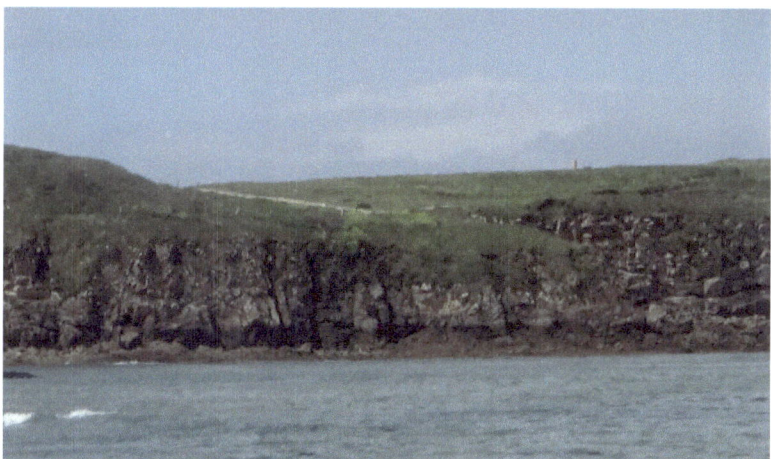

s'occupe de tout ce p'tit monde
MUDOUME tu et attendu à la

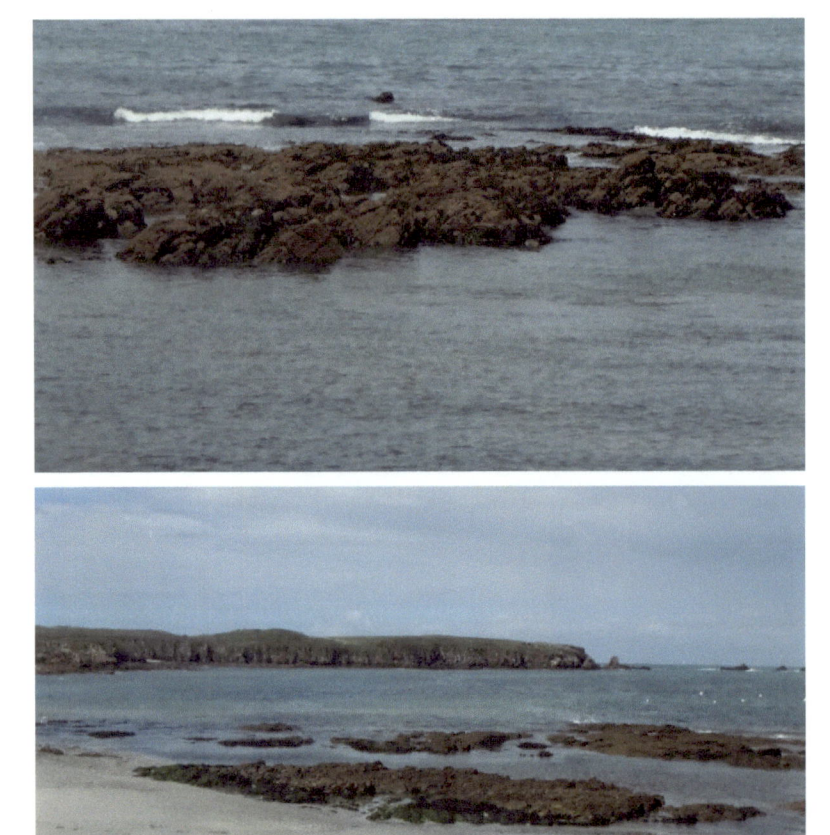

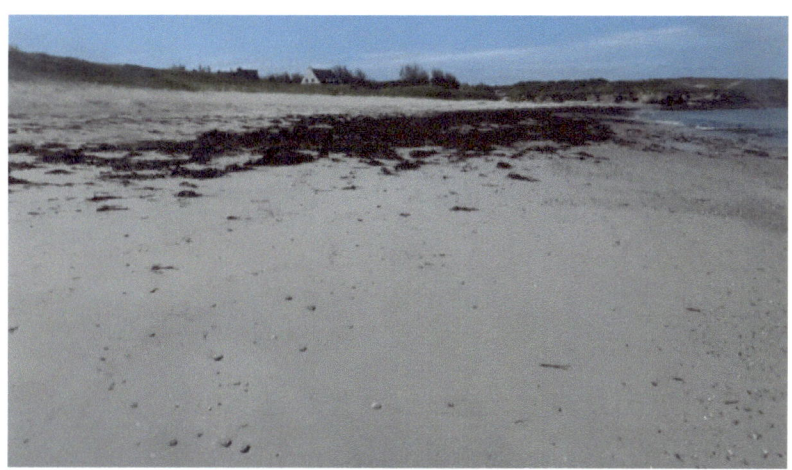

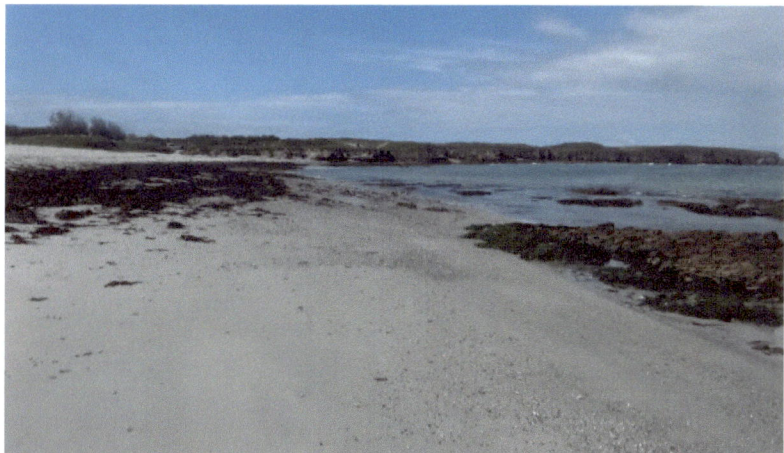

CLINIQUE JEANNETTE LE RET

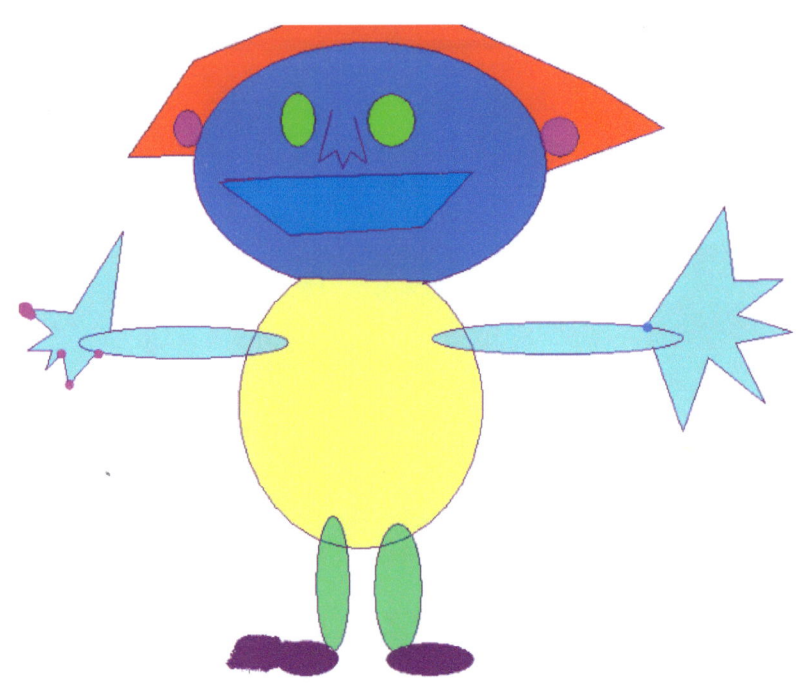

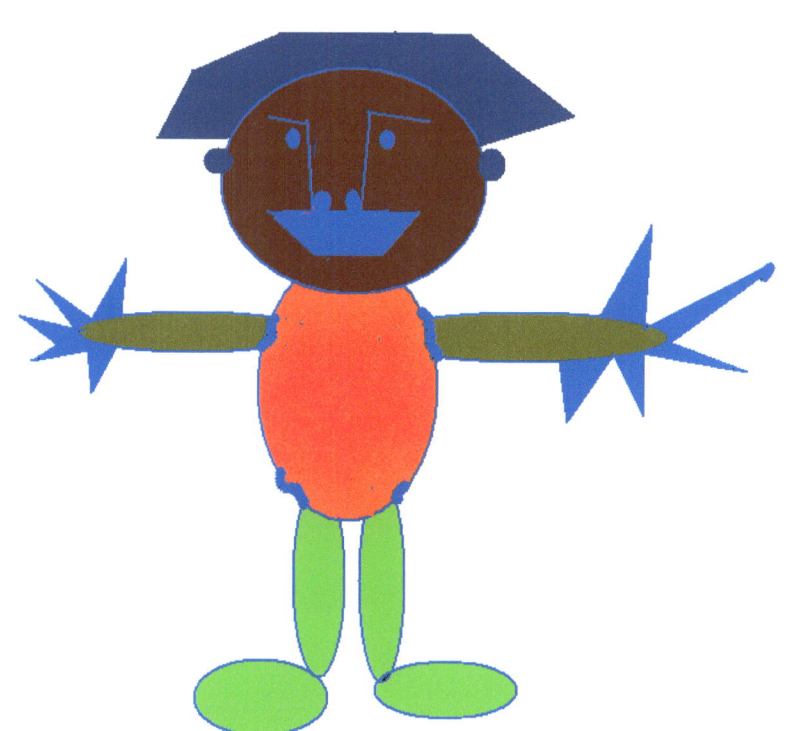

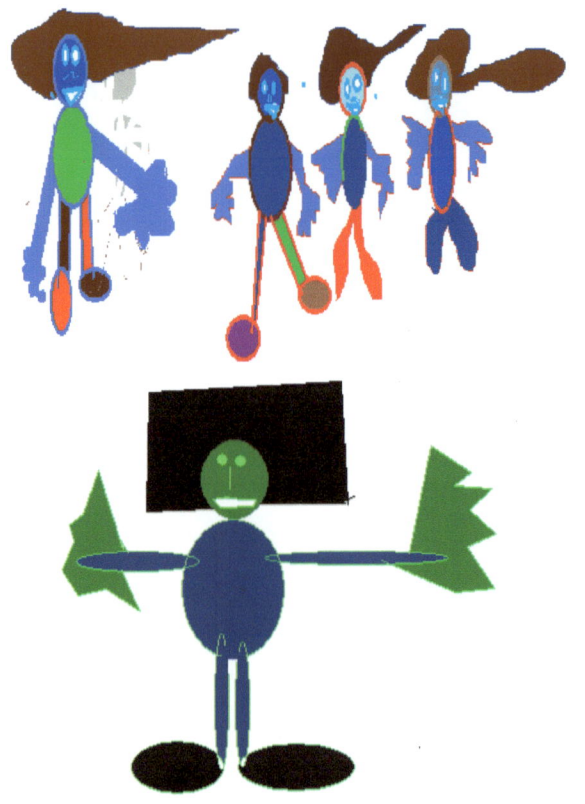

je te rejoins dans 5 heures a tous ta l'heure
OUI SÉBASTIEN LE RET a plus tard

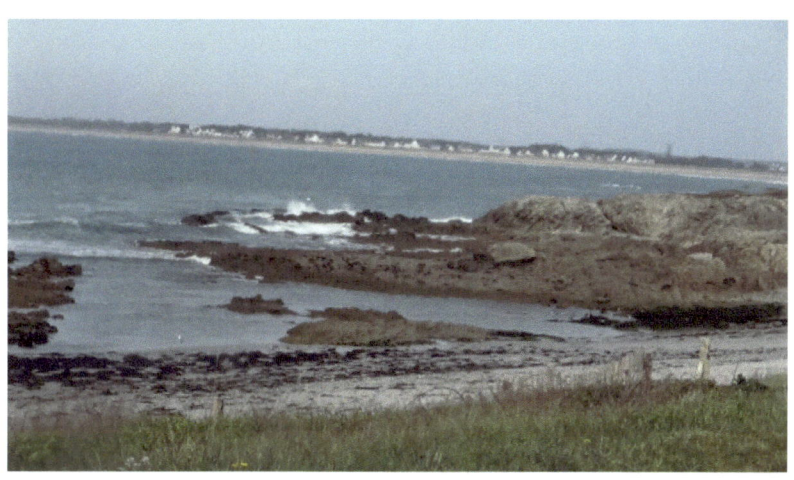
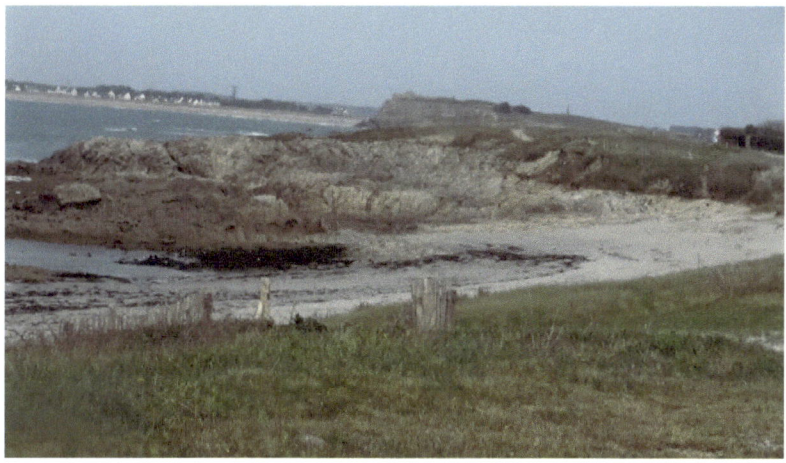

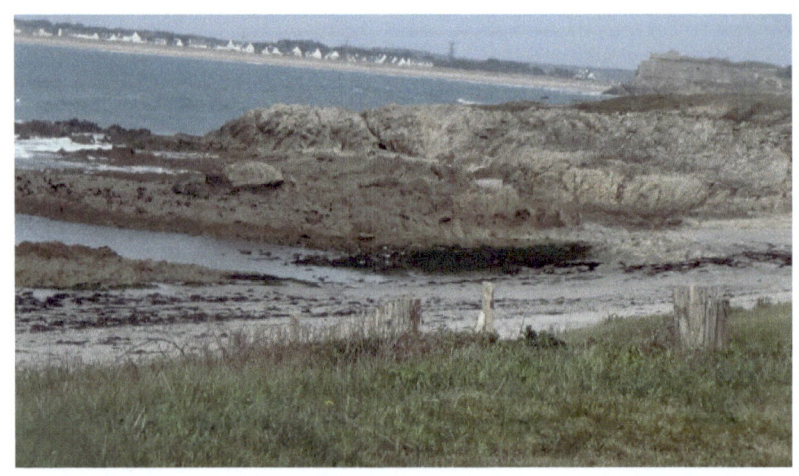

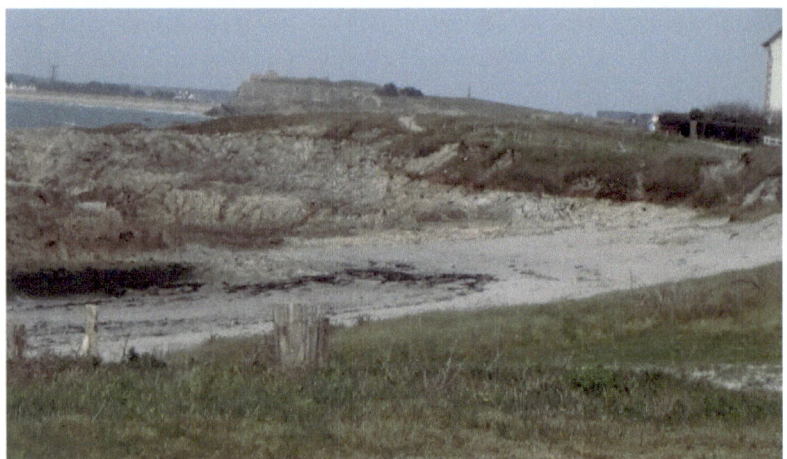

CHAPITRE 4 BOUM

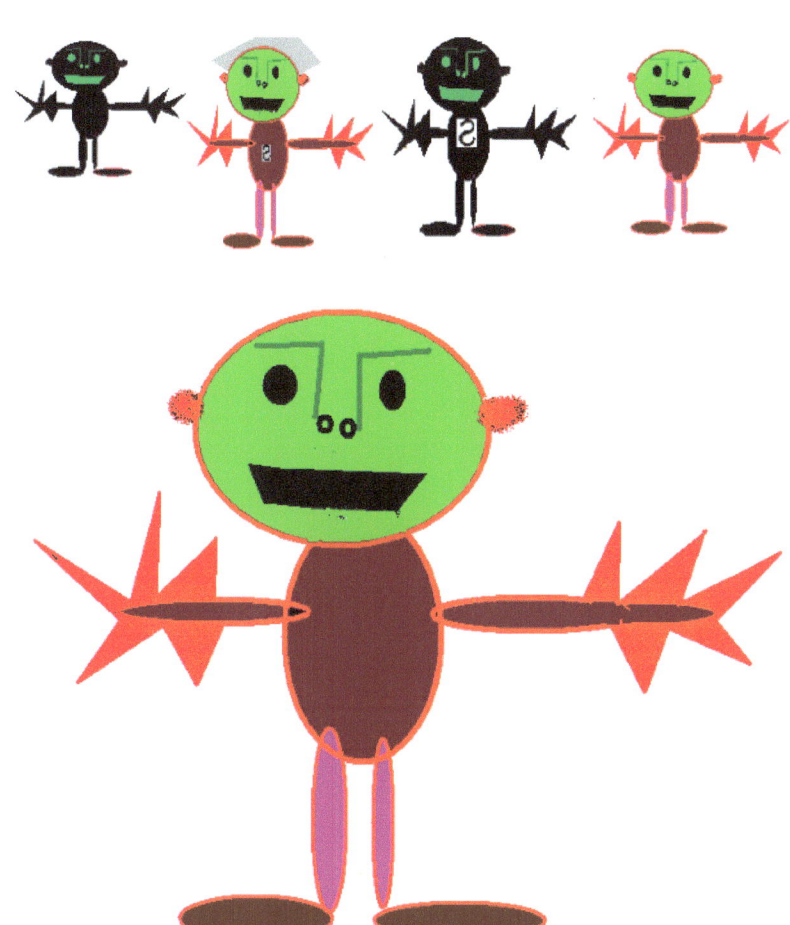

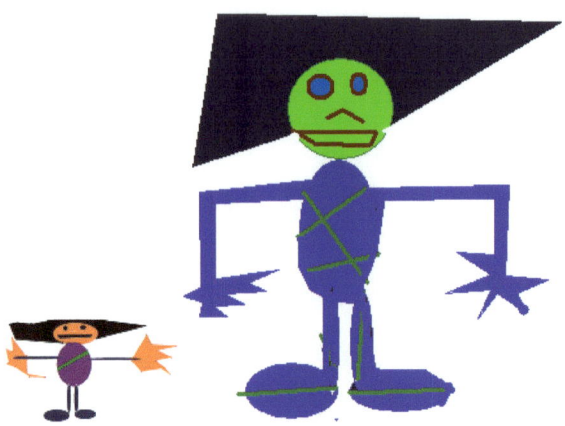

OUF qu'elle bordelle allés les partient tous dans vaux bulle aseptique maintenant et pas de bétise.OO pauvre DR RIDICULE tu na aucun moyen de nous forcée a retourné dans vaux bu

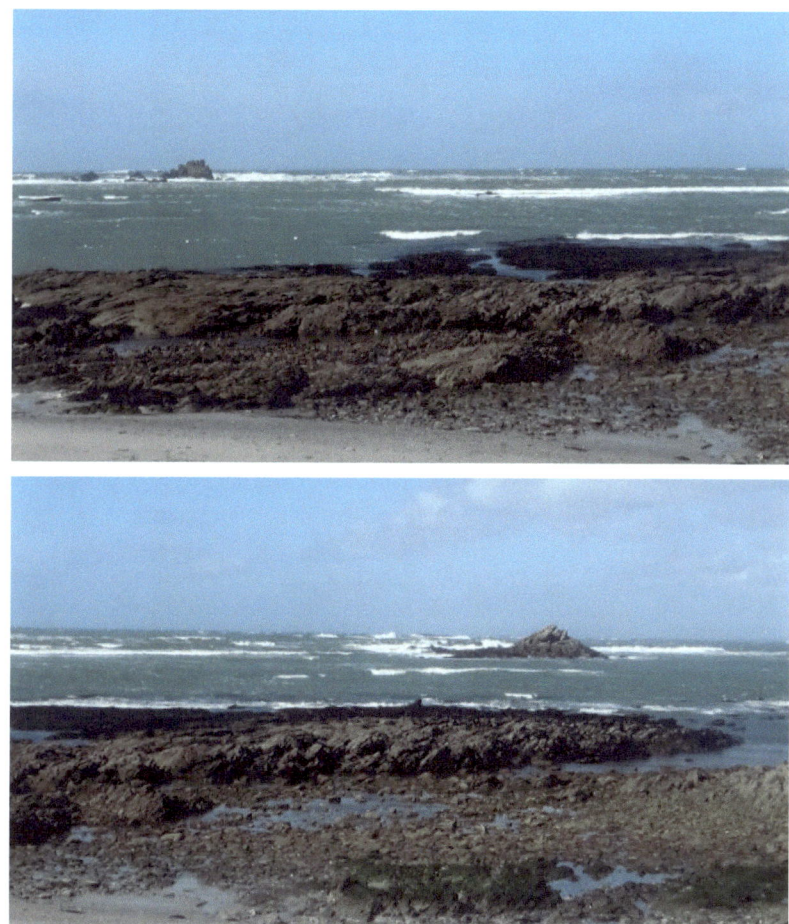

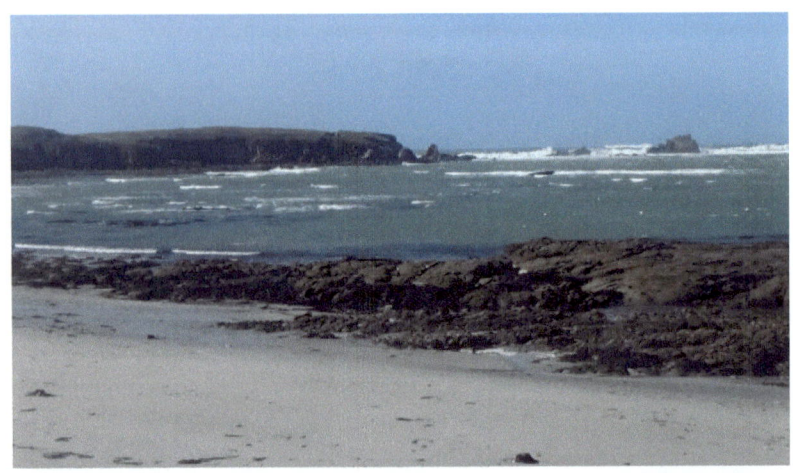

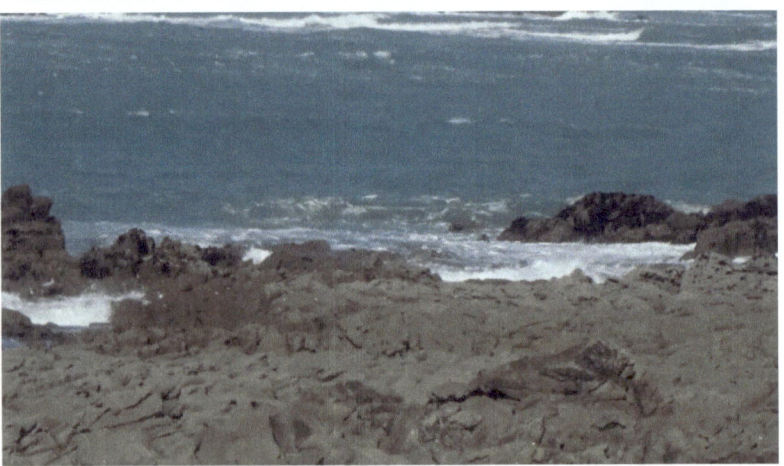

GHROUM

GHROUM

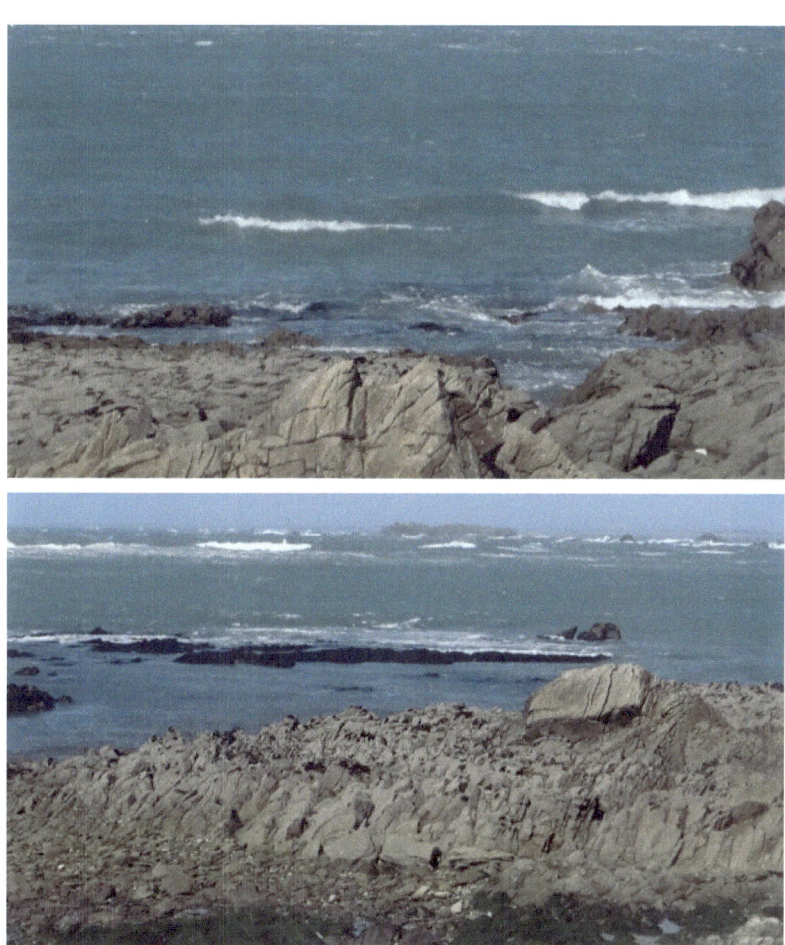

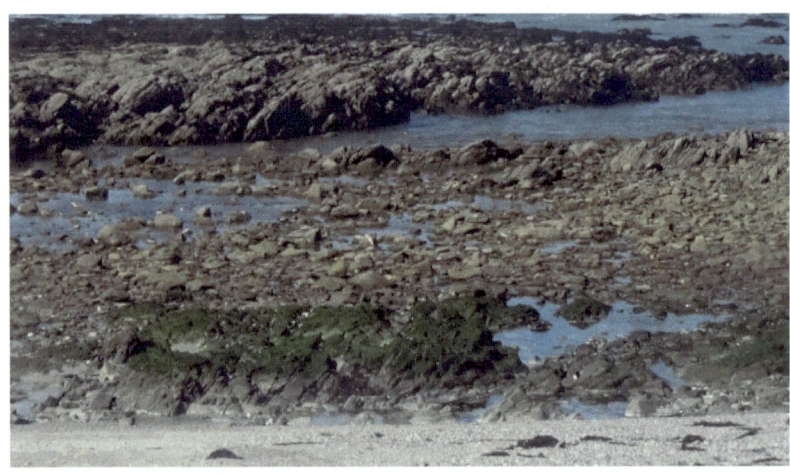

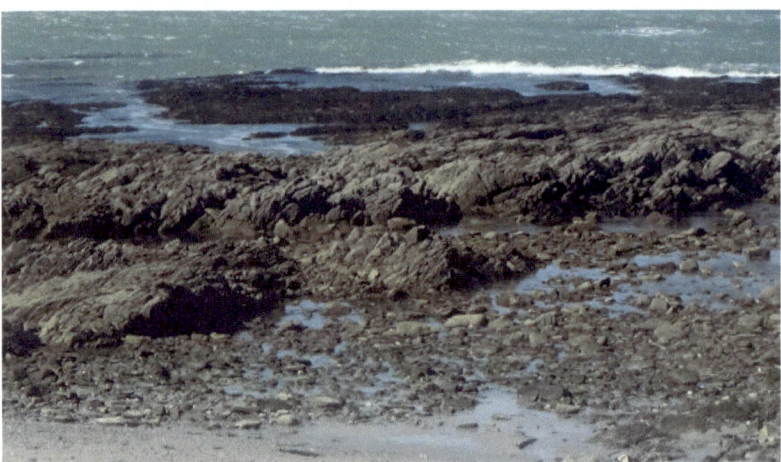

Tu disais oui on est des
extraterrestre donc quand on
vous dit 1 chose faut mieux
 faire la chose c'est claire
 en tous cas dans moin de
2 heures vous serais en région
 parisienne et vous nous

poserais plus du tout de problème
à tous les niveaux.

www.ingramcontent.com/pod-product-compliance
Lightning Source LLC
Chambersburg PA
CBHW041943240526
45473CB00033B/467